PUBLICATIONS DU *MOUVEMENT MÉDICAL*

ÉTUDE SUR L'ÉPILEPSIE

CONSIDÉRÉE

DANS SES RAPPORTS AVEC QUELQUES NÉVROSES

DE LA MENSTRUATION

CHEZ LES ÉPILEPTIQUES

Par M. F. VILLARD

Interne des Hôpitaux de Paris

PARIS

AUX BUREAUX DU *MOUVEMENT MÉDICAL*

RUE GARANCIÈRE, 5.

1868

ÉTUDE SUR L'ÉPILEPSIE

CONSIDÉRÉE DANS SES RAPPORTS AVEC QUELQUES NÉVROSES

PAR M. F. VILLARD

INTERNE DES HOPITAUX DE PARIS

Il est impossible de ne pas reconnaître entre un certain nombre de névroses une grande analogie dans la forme et la marche des symptômes, analogie qui peut paraître d'abord fort éloignée, mais qui devient de plus en plus évidente à mesure que ces maladies s'éloignent davantage de leurs manifestations typiques. Parmi elles, il en est une, l'épilepsie, à laquelle cette proposition est surtout applicable. Certes, l'attaque épileptique bien caractérisée n'est pas la même que celle qui appartient à l'hystérie; mais entre ces deux états pathologiques, il existe des points intermédiaires où les phénomènes symptomatiques de la première maladie semblent se fondre avec ceux de la seconde et constituent ainsi une variété morbide nouvelle qui a reçu une dénomination particulière : l'hystéro-épilepsie. En outre, quelle différence y a-t-il entre certaines formes de vertige épileptique et l'extase, la catalepsie, le somnambulisme? Ne voit-on pas aussi quelquefois des phénomèmes choréiques se produire chez des malades atteints de mal caduc? Ces rapprochements, signalés depuis longtemps, ont été confirmés par de nombreuses observations. Bonnet, Tissot, MM. Bouchet, Cazauvieilh, Herpin, rapportent l'histoire de malades épileptiques qui, antérieurement à leurs attaques, présentèrent des symptômes d'hystérie, de catalepsie, de délire. Les exemples où l'épilepsie et l'hystérie se combinent nsemble sont fréquents dans les auteurs; un cas de cette nature fort intéressant a été publié par M. Marrotte dans la *Revue médico-chirurgicale*, 1851.

En présence de ces faits, l'esprit est naturellement conduit à penser que l'analogie n'existe pas seulement dans la forme extérieure, mais que ces névroses sont unies entre elles par des liens plus étroits, ont une commune essence et ne sont que des manifestations variées d'une même cause morbide.

Dans son *Traité de l'épilepsie,* M. Delasiauve doute qu'une semblable analogie existe, et que ces formes nerveuses puissent ainsi se substituer l'une à l'autre. Pourquoi, en vertu de quel principe se ferait cette transformation? Dans l'état actuel de la science, il est impossible de trancher la question; mais l'explication donnée par l'auteur que nous venons de nommer est loin de satisfaire l'esprit et ne nous paraît qu'une ingénieuse hypothèse qui aurait besoin d'être appuyée sur des preuves positives.

L'observation suivante que nous avons recueillie en 1866 à la Pitié, dans le service de notre excellent maître, M. Gallard, est un exemple remarquable de transformations successives de névroses :

Obs. I. — Élisa P..., 33 ans, blanchisseuse, est entrée à la Pitié, salle Sainte-Marthe, n° 3, le 28 mai 1866.

Cette femme est atteinte depuis sept ans environ de la maladie qui l'amène aujourd'hui à l'hôpital. Voici quels sont ses antécédents : sa mère a succombé aux suites d'une hémorrhagie cérébrale; son père, atteint d'aliénation mentale, est mort à Bicêtre. Elle a deux frères, dont l'un a de fréquents étourdissements et tombe quelquefois sans connaissance ; quant à l'autre, il donne depuis quelque temps des signes de folie. — La malade n'a jamais eu d'affection aiguë ; mais depuis son enfance, elle est sujette à des troubles nerveux variés. D'abord, dans le jeune âge, ce furent des convulsions, dont elle se souvient parfaitement et dont les dernières se produisirent vers l'âge de 7 ans. Jusqu'au moment où s'établit chez elle la menstruation, sa santé fut excellente. Ses règles vinrent pour la première fois à 14 ans : elles s'établirent bien tout de suite et sans aucun accident, et vinrent ensuite régulièrement tous les mois. Peu de temps après leur apparition, elle fut soumise à l'influence d'un état nerveux particulier, état dont elle n'avait pas conscience et dont les manifestations avaient lieu pendant son sommeil, toujours très-agité, dit-elle. Elle se levait au milieu de la nuit, se promenait dans sa chambre, passait souvent dans la pièce voisine et revenait ensuite se remettre au lit, mais sans jamais s'apercevoir de ce qu'elle faisait, et ce n'est que le lendemain qu'elle apprenait, à son grand étonnement, ce qui s'était passé. A 18 ans, elle s'est mariée, et à partir de cette époque, ces phénomènes nocturnes ont complétement disparu ; mais un autre accident s'était montré à 16 ans et dura jusqu'à 25 ans. Tous les jours, ou presque tous les jours, pendant neuf ans, elle a été sujette à un saignement de nez, quelquefois très-abondant, se produisant aussi bien pendant le sommeil que pendant la veille, et précédé ordinairement d'étourdissement, d'obnubilation, d'engourdissement général. Une fois mariée, pendant deux ans, elle n'éprouva aucun symptôme autre que l'épistaxis. Elle devint alors enceinte. Durant les six premiers mois de sa grossesse, sa santé fut bonne, mais ensuite apparurent de nouveaux troubles nerveux. Presque tous les jours, jusqu'à la fin de sa grossesse, la malade eut des attaques dont elle rend parfaitement compte et qui paraissent avoir été de nature hystérique. Elles étaient caractérisées par des cris, une grande agitation, des contorsions des membres et de tout le corps, des étouffements ; il n'y avait jamais de perte de connaissance. —

L'accouchement se fit bien et à terme, et la malade fut promptement remise de ses suites de couches. Les règles revinrent au bout de six semaines ; elle n'est jamais redevenue enceinte. Son enfant, qui était un garçon, vécut 22 mois et mourut d'une méningite, après avoir eu beaucoup de convulsions.

Depuis six mois, elle jouissait d'une bonne santé, lorsque survinrent d'autres attaques, mais d'une nouvelle forme et paraissant se rattacher à l'épilepsie : la malade perdait connaissance, tombait en poussant un cri ; sa figure devenait pâle ; de l'écume sortait de sa bouche, et après l'accès, elle s'apercevait qu'elle s'était mordu la langue. Ces attaques se reproduisirent à d'assez rares intervalles, tous les mois, tous les deux mois et persistèrent pendant cinq ans et demi, jusqu'à 25 ans.

Il y a environ sept ans, elle alla voir, à la Salpêtrière, M. Moreau (de Tours), qui lui prescrivit des pilules de belladone, mais elle ne retira pas un avantage bien évident de cette médication. C'est quelques semaines après cette circonstance que se manifestèrent les symptômes qui l'amènent aujourd'hui à l'hôpital. Un matin, étant au it, elle re marqua avec stupeur qu'elle ne pouvait rester une minute sans mouvement, et qu'elle sautillait continuellement. La maladie changeait de forme ; elle est restée toujours la même depuis cette époque ; deux attaques d'épilepsie se sont produites cependant, la première il y a trois ans, la seconde six mois après. Depuis sept ans, les mêmes phénomènes se sont montrés tous les ans ; ils cessent complétement pendant l'hiver pour reparaître au printemps.

Cette femme a été traitée à diverses reprises, à la Salpêtrière et à la Pitié, où on lui a donné de la belladone, de la valériane, des douches, des lavements d'assa fœtida. Cette année, les mêmes accidents ont reparu vers la fin de mars ; voici en quoi ils consistent : lorsque la malade est couchée ou assise, souvent on n'observe rien de particulier, mais dans certaines circonstances, lorsque le temps est à l'orage, par exemple, lorsqu'il fait des éclairs, ou bien si elle a été contrariée, tout change : elle entre dans une agitation extrême qui consiste en des alternatives de flexion et d'extension des membres, de claquement des mâchoires l'une contre l'autre, de contractions des muscles de la face et du tronc, et en un sautillement continuel. Il semble à la malade qu'elle est soulevée par une force supérieure. Si elle est couchée, tout son lit est mis en mouvement; si elle est debout, elle présente un tremblement particulier de tout le corps. On ne saurait mieux concevoir l'aspect qu'elle offre alors qu'en la comparant à ces petits bonshommes de carton suspendus à un fil de caoutchouc et destinés à servir de jouets aux enfants. Il semble, en effet, qu'elle se tient sur un sol élastique qui fléchit et se soulève alternativement. Si elle marche, ce phénomène s'accentue encore davantage. Du côté des membres supérieurs, même désordre : la malade n'arrive qu'à grand'peine à porter la main à sa bouche, à toucher avec le doigt un point indiqué. Ce n'est qu'après une longue série de petites oscillations rapides qu'elle parvient à saisir une aiguille placée sur une surface plane. Cette malade, en dehors de ces troubles, jouit d'une bonne santé; toutes ses fonctions s'exécutent bien; son intelligence est au niveau de la moyenne.

Si nous avons rapporté le fait qui précède avec autant de détails, si nous avons surtout insisté sur les antécédents de la malade, c'est que l'histoire de cette dernière nous semble des plus intéressantes au point de vue que nous envisageons. Chez un même sujet, en effet, nous voyons cinq névroses bien caractérisées, les convulsions de l'enfance, le somnambulisme, l'hystérie, l'épilepsie, la chorée se produire successivement; chaque forme nerveuse, en disparaissant, semble céder la place à une autre de variété différente. Il est des cas nombreux dans lesquels les manifestations morbides, sans être aussi variées, n'en sont pas moins curieuses et d'un grand intérêt. L'observation suivante peut être considérée comme un exemple de somnambulisme consécutif à une attaque épileptique.

OBS. II. — Augustine R..., 8 ans, est entrée à la Salpêtrière il y a environ deux ans (service de M. BAILLARGER). Rien de particulier à noter du côté de la famille; les attaques se sont manifestées pour la première fois chez cette enfant vers l'âge de 2 ans, et depuis cette époque, se sont reproduites à des intervalles variables et de la façon la plus irrégulière.

Il nous a été donné deux fois d'assister à ces attaques; la dernière fois, la malade était au lit; tout à coup, elle poussa un profond soupir et fut prise aussitôt de convulsions cloniques violentes dans tout le côté droit du corps, le côté gauche étant immobile. La face, très-pâle, était tirée à droite, les lèvres cyanosées, la paupière supérieure droite agitée de mouvements rapides d'élévation et d'abaissement. On observait un léger mâchonnement, et une bave écumeuse fut rejetée hors de la bouche; la durée de ces symptômes fut d'une minute environ. Alors la malade sembla s'éveiller, se leva brusquement sur son séant, et après avoir jeté un coup d'œil rapide autour d'elle, saute à bas du lit et commence dans le dortoir une course des plus rapides; poursuivie par l'infirmière, elle évite adroitement les obstacles qu'elle rencontre, passe avec une agilité remarquable dans les espaces étroits qui séparent les lits les uns des autres, et ce n'est qu'au bout de dix ou douze minutes qu'elle revient à son lit, où elle remonte seule, s'enfonce dans ses couvertures et se met à mâchonner ses draps. Ce ne fut que quelque temps après que nous pûmes obtenir d'elle une réponse et nous assurer qu'elle n'avait aucun souvenir de ce qu'elle venait de faire.

Ces phénomènes se produisent rarement pendant le jour; ils se montrent ordinairement pendant la nuit. Alors la petite malade se lève, se promène, court le plus souvent dans son dortoir et quelquefois pendant un quart d'heure. Il lui arrive alors parfois, au lieu de revenir à son lit, d'aller se mettre à côté d'une de ses voisines, et le matin elle se trouve tout étonnée de se voir hors de sa couche.

Une autre particularité que nous ne devons pas oublier de noter, c'est qu'après ses attaques, cette malade est très-portée au vol : elle voit un objet, elle s'en empare, le met dans sa poche, ou bien va l'enfouir dans la terre, sans conserver ensuite aucun souvenir de ce qu'elle en a fait. Cette enfant parle peu, aime à courir, à rester seule ; on la rencontre souvent, dans un coin des cours, occupée à labourer le sol avec ses mains, à arracher des brins d'herbe ou à déchirer des morceaux de papier.

Nous pourrions multiplier les faits de la nature de celui qui précède, mais nous pensons que ce dernier suffit pour donner une idée nette de cette singulière variété de forme de l'épilepsie. On trouve d'autres malades chez lesquels on observe des phénomènes bien différents en apparence. Nous voyons tous les matins une jeune fille de 18 ans, sujette depuis son jeune âge à de violentes attaques d'épilepsie dans l'intervalle desquelles elle présente des vertiges. Ces derniers, d'une durée de dix à douze minutes, sont caractérisés de la manière suivante : subitement, sans bruit, la malade s'affaisse sur elle-même ; sa tête et tout son corps sont immobiles, ses yeux fixes et tournés en haut ; ses membres n'exécutent aucun mouvement. Quelle différence y a-t-il entre ces symptômes et ceux que l'on observe dans l'extase ? Dans le service de M. Delasiauve, à la Salpêtrière, se trouve une femme qui, à la suite de vertiges épileptiques, reste souvent une journée entière dans une immobilité parfaite, sans conscience du monde extérieur, et ne prononçant alors que les mots : Jésus, mon doux Jésus, qu'elle fait entendre à des intervalles variables. Une autre malade, dans le même service, présente des symptômes de chorée très-accentués. Voici son observation, que nous devons à l'obligeance de notre compatriote et ami, M. G. Boyron :

Obs. III. — Marie G..., 20 ans, entrée à la Salpêtrière, dans le service de M. Delasiauve, le 24 septembre 1867. Elle ne présente aucun antécédent de famille important à noter. A 15 ans, elle fit une chute dans un escalier et perdit connaissance. Un an après, survint sa première attaque d'épilepsie, qui se reproduisit pendant six mois tous les huit ou dix jours, et ne se montra ensuite que tous les deux mois. Mais, chose remarquable, depuis le début de la maladie, dans l'intervalle des accès, tout son corps est agité de mouvements qu'elle est impuissante à réprimer. D'abord peu accentués, ils sont devenus chaque jour plus intenses et ont nécessité l'entrée de la malade à l'hospice. — Aujourd'hui, les attaques épileptiques se montrent irrégulièrement, tous les huit jours, tous les quinze jours ou tous les mois. Dans leur intervalle, la malade présente des mouvements involontaires, violents, des membres supérieurs et inférieurs, de la tête et du tronc. Elle ne peut marcher, tant son agitation est grande ; lorsqu'elle est debout, ses jambes semblent fléchir sous elle et s'écarter l'une de l'autre ; on dirait qu'à chaque instant un courant électrique lui traverse le corps et détermine les secousses qu'elle présente. Les muscles de la face et du cou sont le siége de légères contractions. Lorsqu'elle veut porter la main à sa bouche, elle ne le fait qu'avec la plus grande difficulté, et n'y arrive qu'après avoir exécuté un grand nombre d'oscillations. — La parole difficile, entrecoupée, constitue un véritable bégaiement.

Cette agitation est continuelle ; lorsqu'une attaque épileptique est sur le point de se produire, les mouvements doublent d'intensité et de fréquence.

Après avoir rapporté ces différentes observations, nous nous abstiendrons de tenter d'expliquer ces mutations singulières de la maladie que nous envisageons, nous contentant d'appeler l'attention sur ce point et laissant à d'autres, plus autorisés que nous, le soin de chercher une solution plausible à cette question difficile. Mais en dehors d'elle, il ressort de l'examen des faits que nous avons exposés, d'autres considérations, d'une importance capitale, dignes de toute l'attention et de tout l'intérêt du médecin légiste. Dans maintes circonstances, en effet, on voit des individus simuler l'épilepsie par quelqu'une de ses manifestations variées et arguer de leur état pour tâcher, soit d'éviter une peine infamante en atténuant les conséquences d'un crime, soit de se soustraire à l'obéissance d'une loi, à l'observation d'une règle imposée, à l'accomplissement d'un devoir. Par contre, ne peut-il pas se présenter des cas où des personnes seront amenées devant les tribunaux, sous les inculpations les plus graves, lorsqu'au milieu d'un accès de somnambulisme, par exemple, analogue à ceux qui se produisent chez la petite fille dont nous avons rapporté l'histoire, ils auront agi tout à fait inconscients et privés de leur liberté morale.

Trousseau a examiné ces questions avec une grande autorité dans ses cliniques de l'Hôtel-Dieu. Dans un mémoire publié récemment, notre maître, M. Aug. Voisin, raconte qu'il a vu souvent à Bicêtre des malades pris simplement de soubresauts et de secousses qui s'éloignaient tellement de l'épilepsie qu'au début il n'avait pu s'empêcher de songer à une simulation. Il en a vu d'autres atteints d'une sorte de somnambulisme consécutif à un vertige, et que, au premier abord, on pouvait prendre pour des imposteurs. « La multiplicité des formes est tellement grande, dit-il, qu'il faut un long séjour au milieu de ces pauvres malades pour distinguer le vrai du faux, et j'avoue que, dans les premiers temps, j'avais une grande tendance à croire que ces malades me trompaient. » Nous n'insisterons pas davantage là-dessus, et nous nous bornerons à dire, avec notre maître, que c'est seulement par la connaissance de ces formes nerveuses multiples et par une observation attentive et prolongée des individus en suspicion que l'on pourra éviter des erreurs toujours regrettables pour le médecin, fâcheuses pour le malade et dangereuses lorsqu'il s'agit d'un simulateur.

DE LA MENSTRUATION CHEZ LES ÉPILEPTIQUES

Par M. F. VILLARD.

S'il est un phénomène important dans la vie physiologique de la femme, c'est assurément celui de la menstruation, dont les troubles variés retentissent si souvent d'une façon fâcheuse sur l'exercice des autres fonctions. L'observation atteste, en effet, que, du jour où il apparaît jusqu'au moment de sa cessation définitive, le flux menstruel, s'il est régulier, devient un gage de santé pour la femme, et que sa suppression ou son dérangement ont une influence incontestable sur l'organisme entier. Dès lors, il est du plus haut intérêt pour le physiologiste et le médecin de connaître les circonstances dans lesquelles cette fonction vient à être troublée, de déterminer l'origine de ces troubles, les relations de cause à effet qui existent entre les lésions constatées et les symptômes observés. Ce serait là une étude des plus importantes, féconde en aperçus nouveaux et capable de résoudre une foule de questions encore obscures de la pathologie féminine. Mais un pareil sujet, pour être traité convenablement, réclamerait l'intervention d'une vaste érudition et nécessiterait la réunion d'éléments nombreux qui ne peuvent se trouver qu'en la possession d'hommes ayant vieilli dans la pratique de l'observation. Quant à nous, nous allons nous borner ici à faire connaître ce que nous avons appris en étudiant la menstruation de malades atteintes de la plus terrible des névroses, l'épilepsie. Cinquante faits, recueillis à la Salpêtrière dans les services de MM. Baillarger et Delasiauve, servent de base à ce travail ; nous en devons un certain nombre à l'obligeance de nos collègues Bourneville et Boyron.

Beucoup d'auteurs ont étudié la menstruation chez des femmes épileptiques. Forestus, J. Frank, Georget, Esquirol, ont cité des exemples dans lesquels le rôle fâcheux de cette fonction, au moment où elle s'établit, ne paraît pas douteux. Maisonneuve rapporte plusieurs observations intéressantes sur le même sujet; dans un cas, l'épilepsie survint à la suite d'un dérangement des règles ; dans un autre, les accès se produisaient à chaque période menstruelle, à moins que l'écoulement ne fût très-abondant ; chez une troisième malade, les attaques se montrèrent pour la première fois, à la suite d'une impression vive qui avait déterminé une suppression des règles. Fernel, Schenchius, Lamotte, ont vu des femmes devenir épileptiques pendant la grossesse et jouir d'une excellente santé dès que la menstruation s'était rétablie. — D'après MM. Bouchet et Cazauvielh, la suppression menstruelle figurerait pour 3/70 dans l'étiologie de la maladie. Dans un mémoire publié en 1851, M. Marrotte reproduit tout ce qui a été dit avant lui sur cette question, et rapporte l'histoire fort détaillée d'une jeune fille de 19 ans, bien réglée jusqu'alors, et chez laquelle survint subitement une attaque épileptiforme, parfaitement caractérisée, à la suite d'un arrêt brusque du sang des règles.

Dans la plupart des faits auxquels nous venons de faire allusion, il importe de remarquer la terminaison presque constamment heureuse de la maladie. Cette simple considération indique une fois de plus combien il est nécessaire de séparer, au point de vue du pronostic, l'épilepsie proprement dite, idiopathique, de l'épilepsie sympathique, c'est-à-dire de celle qui prend son origine hors du système nerveux, et semble dépendre d'une lésion viscérale éloignée ou d'un simple trouble fonctionnel. Cette distinction est d'autant plus importante que les exemples qui précèdent n'ont pas toujours été de la part des médecins l'objet d'appréciations convenables, et qu'ils sont ainsi devenus le point de départ d'erreurs qu'il importe de rectifier.

Il est un préjugé, en effet, généralement répandu dans le monde : c'est que chez les jeunes filles épileptiques le développement de la menstruation, en déterminant une détente salutaire de l'organisme, doit mettre un terme aux manifestations morbides.

Ainsi formulée, cette proposition est beaucoup trop absolue, et, pour qu'elle puisse être appréciée à sa juste valeur, il faut envisager les faits successivement dans les situations suivantes : 1° L'épilepsie est congénitale ou se développe avant l'établissement de la menstruation ; 2° Les accès épileptiques apparaissent en même temps que la première éruption des règles, ou bien ne se montrent que lorsque déjà la fonction cataméniale est en exercice depuis longtemps.

§ 1. — Dans le premier cas, les travaux de Beau sur l'épilepsie ont mis hors de doute l'influence de cette névrose sur la menstruation. Des recherches statistiques de MM. Marc d'Espine, Brière de Boismont, Raciborski, faites sur 1722 femmes observées à Paris, il résulte que la première éruption menstruelle se produit vers l'âge de 14 ans et demi environ. Or, si on compare ce résultat fourni par des femmes bien portantes, exemptes de toute prédisposition morbide, héréditaire ou acquise, avec celui auquel on arrive chez les épileptiques, on trouve une notable différence. Non-seulement la première éruption des règles n'arrête pas les accès épileptiques, comme quelques personnes se plaisent à le croire, mais encore, la maladie semble exercer une action particulière sur la menstruation, pour en entraver le développement et en retarder la première apparition. Beau a péremptoirement démontré ce fait : sur 82 femmes épileptiques depuis leur enfance, il a trouvé une moyenne de seize ans pour l'époque de la première éruption cataméniale. Nos observations, sans être entièrement conformes à celles de ce médecin, viennent cependant les corroborer. Du reste, la dissemblance qui existe entre les résultats obtenus par lui et les nôtres est plus apparente que réelle, car, si le chiffre que nous avons trouvé est moins élevé que celui auquel ont abouti ses recherches, cela tient peut-être uniquement à cette circonstance que nous avons opéré sur un moins grand nombre de malades. Vingt-cinq jeunes filles, récemment réglées et présentant depuis leur jeune âge des attaques d'épilepsie, ont été soumises à notre examen. Chez deux d'entre elles, la menstruation s'est développée à 17 ans, chez deux autres à 16 ans et demi, cinq ont été réglées à 16 ans pour la première fois, une à 15 ans et demi, dix à 15 ans, deux à 14 ans et demi, une à 14 ans, une à 13 ans et demi, une enfin à 12 ans. D'après ces chiffres, il résulte pour nous que l'âge moyen vers lequel auraient apparu les premières règles chez ces malades est de 15 ans et demi.

Mais ce n'est pas tout : en suivant la marche de la fonction menstruelle chez ces vingt-cinq jeunes filles, nous avons noté un autre phénomène remarquable et qui concourt à justifier l'opinion de M. Delasiauve, relative à l'action réciproque de la maladie et de la fonction, l'une sur l'autre. Nous voulons parler de l'irrégularité dans le moment d'apparition des règles, irrégularité que nous avons observée dans presque la moitié des cas. Voici quelques observations qui serviront à mieux faire saisir notre pensée :

Obs. I. — Ham....., 18 ans, a eu des convulsions dans son enfance. La première attaque d'épilepsie s'est montrée à l'âge de 8 ans. Elle a été réglée pour la première fois à 15 ans 1/2. Pendant les trois mois qui ont précédé l'établissement de la menstruation, les accès ont été beaucoup plus fréquents : elle en a eu jusqu'à huit par semaine. Depuis que les règles sont venues, ils sont moins nombreux et ne se manifestent plus que douze ou quinze fois par mois. La menstruation ne s'est jamais régularisée et la malade reste souvent deux ou trois mois sans rien voir. Cette jeune fille est forte, vigoureuse et ne présente aucun signe de chlorose.

Obs. II. — Sarr....., 16 ans et demi. Cette malade a des attaques d'épilepsie depuis son enfance; les accès se montrent principalement la nuit; ils sont fréquents; elle en a souvent quatre ou cinq en 24 heures. Elle a été réglée pour la première fois à 15 ans. Ses règles sont venues pendant les deux premiers mois régulièrement; depuis cette époque, elles n'ont pas reparu. Le nombre des attaques n'a pas varié.

Obs. III. — Vue..., 17 ans, a eu des convulsions dans son enfance. A 10 ans se produisit la première attaque épileptique, et bientôt les accès devinrent quotidiens. Menstruée à 15 ans et demi pour la première fois, ses règles parurent deux fois régulièrement, puis cessèrent complétement de se montrer : elle ne les a pas encore revues. Une amélioration notable de la maladie se manifesta après la première et la seconde éruption menstruelle.

Obs. IV. — Pes...., 17 ans, est malade depuis l'âge de 6 ans. A son entrée à l'hospice, il y a environ quatre ans, elle avait de vingt-cinq à trente attaques par mois, et en dehors d'elles, de nombreux vertiges. Ses règles sont venues pour la première fois il y a trois mois. Elles ont été abondantes, n'ont déterminé aucune douleur, mais depuis cette époque elles n'ont pas reparu. Aujourd'hui le nombre des attaques a un peu diminué, mais les vertiges sont plus fréquents. La malade n'offre aucun symptôme de chlorose.

§ 2. — Dans l'étiologie de l'épilepsie, il est un point parfaitement mis en lumière par les études de M. Moreau (de Tours), c'est que l'âge le plus favorable au développement de cette névrose est l'époque de la puberté. Sur 995 individus, ce médecin en a trouvé 364 chez lesquels la maladie s'est montrée entre 10 et 20 ans. D'un autre côté, tous les auteurs, à l'exception de J. Frank, s'accordent pour reconnaître au sexe féminin une aptitude spéciale à contracter l'épilepsie. Les recherches de M. Herpin l'ont conduit à penser qu'avant la puberté les deux sexes sont placés sur la même ligne, mais qu'après 14 ans, les femmes offrent au mal caduc une prédisposition bien plus marquée que les hommes. « Si le nombre des épileptiques a toujours été plus considérable à la Salpêtrière qu'à Bicêtre, dit M. Moreau, cela tient uniquement à ce que l'épilepsie, comme toutes les affections nerveuses en général, atteint plus de femmes que d'hommes. »

Malgré ces opinions émanant d'hommes considérables, quelques auteurs ne veulent voir dans cette prédilection du développement de l'épilepsie pendant l'adolescence qu'un résultat de la perturbation qui s'effectue dans l'organisme de l'un et l'autre sexe à l'époque de la puberté. Mais s'il en était ainsi, pourquoi un plus grand nombre d'individus du sexe féminin serait-il atteint? Quant à nous, il nous est impossible de ne trouver entre la première éruption cataméniale et le début des accès épileptiques qu'une simple coïncidence, lorsqu'on reconnaît pour cause au mal caduc une foule de circonstances banales dont l'énumération encombre l'étiologie de cette affection, et il nous semble rationnel d'admettre que les troubles que détermine la menstruation en s'établissant suffisent pour provoquer des crises chez des sujets prédisposés. Du reste, si cette influence a été niée par quelques médecins, d'autres plus nombreux l'ont reconnue. C'est ainsi que Fernel a observé des faits où les premières attaques ont coïncidé avec la première apparition des règles, et, cherchant une hypothèse pour expliquer les phénomènes dont il était témoin, il supposait qu'une fumée malfaisante montait de l'utérus vers le cerveau et déterminait les accès. Maisonneuve rapporte l'histoire de deux jeunes filles devenues épileptiques sous l'impression de vives douleurs qu'occasionnait la première éruption menstruelle. M. Herpin cite le fait d'une malade de 17 ans, chez laquelle des attaques survinrent immédiatement après les premières règles.

Dans quelques circonstances, lorsque l'épilepsie s'est montrée avant l'établissement de la fonction cataméniale, on a vu celle-ci, en se développant, exagérer le nombre des accès ou bien provoquer leur retour lorsque déjà ils avaient cessé de paraître depuis longtemps. D'autres fois, les règles se sont établies chez des sujets prédisposés sans que la maladie se soit manifestée au moment de leur première apparition, et ce n'est que plus tard, à l'époque d'une éruption menstruelle succédant à une suppression de règles d'une durée variable, que les crises épileptiques se sont produites. C'est ainsi que Mauriceau a vu le mal caduc survenir chez des femmes après une grossesse. Voici des observations confirmatives de ces diverses propositions; nous en ajouterons quelques autres extraites du mémoire de M. Marrotte :

Obs. V. — Lu...., 36 ans, a eu des convulsions dans son enfance. A 12 ans, ses règles sont venues pour la première fois; elles ont duré quatre jours, et c'est le troisième que s'est produite la première attaque d'épilepsie. (Boy..)

Obs. VI. — Rie..., 20 ans, a été réglée à 11 ans pour la première fois ; quelques jours après elle eut sa première crise épileptique. Les accès redoublent au début et à la fin des règles, qui ont toujours été fort irrégulières, se suspendent souvent et pendant plusieurs mois. (Bourn.)

Obs. VII. — L...., 16 ans, a eu ses premières règles à 14 ans et demi. Elles se sont supprimées le second mois et pendant seize semaines n'ont pas paru. Lorsqu'elles se sont montrées ensuite, le troisième jour de leur apparition, est survenue une attaque d'épilepsie. Depuis lors, elles sont régulières, mais toujours précédées et suivies d'un accès. (Personnelle).

Obs. VIII. — Femme de 56 ans, a eu des convulsions dans son enfance. A 12 ans, la menstruation s'établit et provoque des accès caractérisés qui suivent le cours des règles et prennent de l'intensité à l'époque critique. (Marrotte.)

Obs. IX. — Une enfant, par suite de frayeur, contracte à l'âge de 7 ans une épilepsie que les moindres contrariétés augmentent; à 16 ans, époque de la première menstruation, les attaques deviennent plus fréquentes et se compliquent d'aliénation mentale (Marrotte).

Obs. X. — Chez une autre malade l'épilepsie débute à neuf ans. Les attaques cessent de 12 à 15 ans, puis reparaissent avec les règles. (Id.)

Obs. XI. — X...., épileptique depuis son jeune âge, fût réglée à 14 ans pour la première fois : un redoublement notable des accès s'observa à la suite de l'établissement des menstrues. (Id.)

Chez les femmes épileptiques, lorsque la menstruation s'est développée, la névrose et la fonction, ainsi que nous l'avons déjà dit, semblent réagir tour à tour l'une sur l'autre, de telle sorte qu'il arrive quelquefois de voir des phénomènes très-singuliers en apparence et qui ne sont qu'un résultat d'action exagérée de la première sur la seconde ou réciproquement. Si les règles viennent régulièrement, on note quelquefois un amendement de la maladie, une diminution dans le nombre des accès; mais, chose remarquable, les manifestations morbides se produisent de préférence pendant l'éruption cataméniale. Une menstruation irrégulière coïncide avec des attaques plus fréquentes; enfin, la suppression des règles, temporaire ou définitive, est souvent le signal du développement de la maladie. Les observations suivantes viennent à l'appui de ce qui précède :

Obs. XII. — M...., 15 ans, a eu des convulsions dans son enfance. Avant son entrée à l'hospice, elle avait de deux à quatre attaques par semaine. Elle a été réglée à 13 ans, et à partir de ce moment, sa mère nous dit qu'elle observa une diminution notable des accès. Aujourd'hui cette jeune fille a deux ou trois attaques par mois. (Pers.)

Obs. XIII. — P...., 16 ans, est épileptique depuis l'âge de 10 ans. Au début, le nombre des accès était de huit ou dix par mois. Ses règles sont venues à 15 ans, et depuis ce moment elle n'a plus qu'une attaque mensuelle au moment de l'époque cataméniale. (Pers.)

Obs. XIV. — R...., réglée à 13 ans, a une menstruation extrêmement difficile. A 14 ans se manifestent des accès qui se renouvellent souvent, se convertissent en état de mal aux périodes cataméniales et acquièrent alors beaucoup d'intensité. (Marrotte.)

Obs. XV. — Une jeune fille, ayant perdu sa mère, cesse d'être réglée, l'épilepsie se déclare. (Maisonneuve.)

Obs. XVI. — Femme de 23 ans. Après une immersion imprudente des pieds dans l'eau froide au moment des règles, celles-ci s'arrêtent et des accès épileptiques se produisent. (Id.)

Obs. XVII. — Une jeune fille de 14 ans apprend pendant ses règles la mort de son père. Celles-ci se suppriment brusquement et elle devient épileptique. (Hoffmann.)

Après l'analyse succincte des faits que nous avons exposés, nous terminerons en résumant dans la phrase suivante tout ce que nous venons de dire : Si l'épilepsie agit sur la menstruation en retardant le moment de son apparition, en la rendant irrégulière lorsqu'elle est développée, la menstruation, à son tour, réagit sur la maladie en diminuant quelquefois la fréquence des accès lorsqu'elle est régulière, et en provoquant presque toujours les crises à chaque période cataméniale.

Il serait intéressant maintenant de faire l'application de ces données fournies par l'observation pour combattre les mille préjugés vulgaires qui règnent dans les familles au sujet de l'épilepsie, erreurs malheureusement trop souvent propagées par des médecins. Nous avons vu récemment une jeune femme atteinte de mal caduc depuis son enfance. Un médecin consulté au début de la maladie, fit espérer que l'époque de la nubilité serait salutaire. Il n'en fut rien, et les attaques continuèrent à se produire comme auparavant. Alors il conseilla le mariage, qui, suivant lui, devait probablement déterminer une révulsion en faveur de la malade. Qu'arriva-t-il? C'est que les accès devinrent trois ou quatre fois plus nombreux, sans parler de la circonstance fâcheuse créée par le fait d'un mariage avec un épileptique. Mais c'est là un sujet qui n'a que des rapports éloignés avec celui que nous traitons. Malgré son importance et son intérêt, nous nous abstiendrons de nous en occuper ici, le réservant pour une étude ultérieure.

PARIS. — IMP. VICTOR GOUPY, RUE GARANCIÈRE, 5.

LE

MOUVEMENT MÉDICAL

ANNALES

DE L'HYDROTHÉRAPIE SCIENTIFIQUE

Paraissant tous les Dimanches

SIXIÈME ANNÉE

RÉDACTEUR EN CHEF :	ADMINISTRATEUR :
N. PASCAL	**V. GOUPY**

RÉDACTEURS PRINCIPAUX :

L. FLEURY	BOUTEILLIER
BOURNEVILLE	TEINTURIER

On s'abonne à Paris, rue Garancière, 5 : Un an, **6** francs. Le *Mouvement médical* forme tous les ans un volume de plus de 600 pages à deux colonnes.

L. FLEURY. — **Clinique hydrothérapique de Plessis-Lalande.** 1er fascicule. In-8 de 150 pages.

PASCAL (N.) — **Du Guaco et de ses effets prophylactiques et curatifs des maladies vénériennes. — Du Guaco dans le traitement du choléra. — Influence de l'Alcoolé de Guaco dans le pansement des plaies et ulcères de mauvaise nature.** Brochure in-8 de 100 pages environ.

BOURNEVILLE. — **De l'emploi de la fève de Calabar dans le traitement du tétanos.** Mém. in-8.

BOUTEILLIER (G.). — **Des oreillons et de leur métastase chez la femme.** Mém. in-4.

IMP. VICTOR GOUPY, RUE GARANCIÈRE, 5.

www.ingramcontent.com/pod-product-compliance
Ingram Content Group UK Ltd.
Pitfield, Milton Keynes, MK11 3LW, UK
UKHW032038260826
14628UKWH00007B/3049

9 782019 665609